DIETA CETOGENICA

MUCHAS RECETAS DELICIOSAS PARA SUS APERITIVOS

JIMMY BOLTON

Tabla de contenido

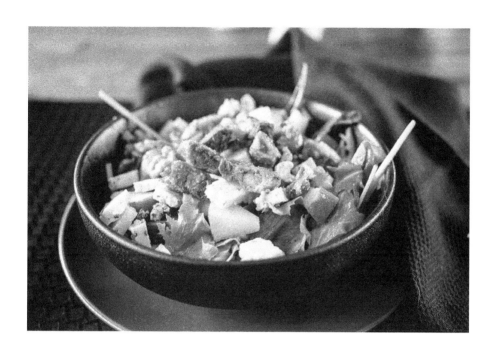

Introducción

¿Quieres hacer un cambio en tu vida? ¿Quieres convertirte en una persona más saludable que pueda disfrutar de una vida nueva y mejorada? Entonces, definitivamente estás en el lugar correcto. Estás a punto de descubrir una dieta maravillosa y muy saludable que ha cambiado millones de vidas. Estamos hablando de la dieta cetogénica, un estilo de vida que te hipnotizará y que te convertirá en una nueva persona en poco tiempo.

Entonces, sentémonos, relajémonos y descubramos más sobre la dieta cetogénica.

Una dieta cetogénica es baja en carbohidratos. Esta es la primera y una de las cosas más importantes que debe hacer ahora. Durante una dieta de este tipo, su cuerpo produce cetonas en el hígado y estas se utilizan como energía.

Su cuerpo producirá menos insulina y glucosa y se inducirá un estado de cetosis.

La cetosis es un proceso natural que aparece cuando nuestra ingesta de alimentos es menor de lo habitual. El cuerpo pronto se adaptará a este estado y, por lo tanto, podrá perder peso en poco tiempo, pero también estará más saludable y mejorará su rendimiento físico y mental.

Sus niveles de azúcar en sangre mejorarán y no estará predispuesto a la diabetes.

Además, la epilepsia y las enfermedades cardíacas se pueden prevenir si sigue una dieta cetogénica.

Su colesterol mejorará y se sentirá increíble en poco tiempo.

¿Como suena eso?

Una dieta cetogénica es simple y fácil de seguir siempre que siga algunas reglas simples. No necesita hacer grandes cambios, pero hay algunas cosas que debe saber.

¡Así que aquí va!

Si sigue una dieta cetogénica, no puede comer:

- Granos como maíz, cereales, arroz, etc.
- Frutas como las bananas
- Azúcar
- Frijoles secos
- Miel
- Papas
- Batatas

Si sigue una dieta cetogénica, puede comer:

- Verdes como espinacas, judías verdes, col rizada, bok choy, etc.
- Carnes como aves, pescado, cerdo, cordero, ternera, etc.
- Huevos
- Vegetales por encima del suelo como coliflor o brócoli, repollo napa o repollo común
- Nueces y semillas
- Queso
- Mantequilla clarificada o mantequilla
- Aguacates y todo tipo de frutos del bosque
- Edulcorantes como eritritol, splenda, stevia y otros que contienen solo unos pocos carbohidratos
- Aceite de coco
- Aceite de aguacate
- Aceite de oliva

La lista de alimentos que puede comer durante una dieta cetogénica es permisiva y rica, como puede ver por sí mismo. Por lo tanto, creemos que debería ser bastante fácil para usted comenzar con esa dieta.

Si ya ha hecho esta elección, es hora de que consulte nuestra increíble colección de recetas cetogénicas.

Descubrirás 50 de las mejores recetas de Aperitivo Cetogénico del mundo y pronto podrás hacer todas y cada una de estas recetas.

¡Ahora comencemos nuestro mágico viaje culinario!

Estilo de vida cetogénico… ¡aquí vamos!

¡Disfrutar!

Pasta cremosa de espagueti

¡Esto es perfecto para un plato de pavo!

Tiempo de preparación: 10 minutos.

Tiempo de cocción: 40 minutos.

Porciones: 4

Ingredientes:

- 1 calabaza espagueti
- Sal y pimienta negra al gusto
- 2 cucharadas de ghee
- 1 cucharadita de condimento cajún
- Una pizca de pimienta de cayena
- 2 tazas de crema espesa

Direcciones:

1. Pinche los espaguetis con un tenedor, colóquelos en una bandeja para hornear forrada, introdúzcalos en el horno a 350 grados F y hornee por 15 minutos.
2. Saque la calabaza espagueti del horno, déjela a un lado para que se enfríe un poco y saque los fideos de calabaza.

3. Calienta una sartén con el ghee a fuego medio, agrega la calabaza espagueti, revuelve y cocina por un par de minutos.
4. Agregue sal, pimienta, pimienta de cayena y condimento cajún, revuelva y cocine por 1 minuto.
5. Agregue crema espesa, revuelva, cocine por 10 minutos más, divida entre platos y sirva como guarnición ceto.

¡Disfrutar!

Nutrición: calorías 200, grasa 2, fibra 1, carbohidratos 5, proteína 8

Aceitunas Asadas Increíbles

¡Esta es una gran guarnición! ¡Verás!

Tiempo de preparación: 10 minutos.

Tiempo de cocción: 20 minutos.

Porciones: 6

Ingredientes:

- 1 taza de aceitunas negras, sin hueso
- 1 taza de aceitunas kalamata, sin hueso
- 1 taza de aceitunas verdes rellenas de almendras y ajo
- ¼ taza de aceite de oliva
- 10 dientes de ajo
- 1 cucharada de hierbas de Provenza
- 1 cucharadita de ralladura de limón rallada
- Pimienta negra al gusto
- Un poco de tomillo picado para servir

Direcciones:

1. Coloque las aceitunas negras, kalamata y verdes en una bandeja para hornear forrada, rocíe aceite, ajo y hierbas de Provenza, mezcle para cubrir, introduzca en el horno a 425 grados F y hornee por 10 minutos.

2. Revuelva las aceitunas y hornee por 10 minutos más.
3. Divida las aceitunas en platos, espolvoree la ralladura de limón, la pimienta negra y el tomillo encima, mezcle para cubrir y sirva caliente.

¡Disfrutar!

Nutrición: calorías 200, grasa 20, fibra 4, carbohidratos 3, proteína 1

Deliciosos fideos vegetarianos

¡Estos son muy deliciosos e increíblemente coloridos!

Tiempo de preparación: 10 minutos.

Tiempo de cocción: 20 minutos.

Porciones: 6

Ingredientes:

- 1 calabacín, cortado con espiralizador
- 1 calabaza de verano, cortada con espiral
- 1 zanahoria, cortada con espiralizador
- 1 batata, cortada con espiral
- 4 onzas de cebolla morada picada
- 6 onzas de pimientos morrones amarillos, naranjas y rojos, cortados en tiras finas
- Sal y pimienta negra al gusto
- 4 cucharadas de grasa de tocino
- 3 dientes de ajo picados

Direcciones:

1. Extienda los fideos de calabacín en una bandeja para hornear forrada.

2. Agregue la calabaza, la zanahoria, el camote, la cebolla y todos los pimientos morrones.

3. Agregue sal, pimienta y ajo y revuelva para cubrir.

4. Agregue la grasa de tocino, mezcle nuevamente todos los fideos, introduzca en el horno a 400 grados F y hornee por 20 minutos.

5. Transfiera a platos y sirva de inmediato como guarnición ceto.

¡Disfrutar!

Nutrición: calorías 50, grasa 1, fibra 1, carbohidratos 6, proteína 2

Coles de Bruselas con mostaza y ajo

Conocemos muchos lados geniales de coles de Bruselas keto, ¡pero este es uno de nuestros favoritos!

Tiempo de preparación: 10 minutos.

Tiempo de cocción: 40 minutos.

Porciones: 4

Ingredientes:

- 1 libra de coles de Bruselas, cortadas y cortadas por la mitad
- Sal y pimienta negra al gusto
- 1 cucharada de aminoácidos de coco
- 1 cucharada de mostaza de Dijon
- 1 cucharada de dientes de ajo picados
- 1 cucharada de ghee
- 1 cabeza de diente de ajo, los dientes pelados y separados
- 1 cucharada de semillas de alcaravea

Direcciones:

1. Coloque las coles de Bruselas en una bandeja para hornear forrada.

17

2. Agregue ajo picado, ajo entero, ghee, mostaza, sal, pimienta, aminoácidos de coco y semillas de alcaravea.
3. Mezcle para cubrir muy bien, introduzca en el horno a 400 grados F y hornee por 40 minutos.
4. Transfiera a platos y sirva como acompañamiento para un asado.

¡Disfrutar!

Nutrición: calorías 70, grasa 4, fibra 2, carbohidratos 4, proteína 2.4

Salsa de queso increíble

¡Combina perfectamente con platos a base de carne y pescado!

Tiempo de preparación: 10 minutos.

Tiempo de cocción: 12 minutos.

Porciones: 8

Ingredientes:

- 2 cucharadas de ghee
- ¼ taza de queso crema, suave
- ¼ de taza de crema batida
- ¼ taza de queso cheddar rallado
- 2 cucharadas de agua
- Una pizca de sal
- ¼ de cucharadita de pimienta de cayena
- ½ cucharadita de pimentón dulce
- ½ cucharadita de cebolla en polvo
- ½ cucharadita de ajo en polvo
- 4 cucharadas de perejil picado

Direcciones:

1. Calentar una sartén con el ghee a fuego medio.
2. Agregue la crema batida y revuelva bien.

3. Agregue el queso crema, revuelva y cocine a fuego lento.
4. Retire del fuego, agregue el queso cheddar, revuelva, vuelva a fuego medio y cocine por 3-4 minutos.
5. Agregue el agua, una pizca de sal, pimienta de cayena, cebolla y ajo en polvo, pimentón y perejil, revuelva bien, retire del fuego y sirva encima de comidas a base de carne o pescado.

¡Disfrutar!

Nutrición: calorías 200, grasa 13, fibra 0, carbohidratos 1, proteína 6

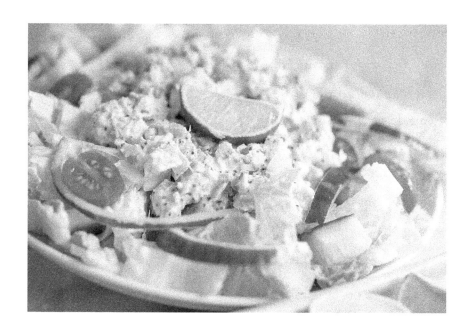

Salteado de colinabo

¿Alguna vez has oído hablar de una guarnición cetogénica tan sabrosa? ¡Presta atención y aprende a hacer este sencillo plato!

Tiempo de preparación: 10 minutos.

Tiempo de cocción: 10 minutos.

Porciones: 4

Ingredientes:

- 2 colinabos, recortados y en rodajas finas
- Sal y pimienta negra al gusto
- 1 cucharada de perejil picado
- 1 cucharada de ghee
- 2 dientes de ajo picados

Direcciones:

1. Ponga un poco de agua en una olla y deje hervir a fuego medio.
2. Agregue las rodajas de colinabo, cocine por 5 minutos, escurra y transfiera a un bol.
3. Calentar una sartén con el ghee a fuego medio.
4. Agregue el ajo, revuelva y cocine por 1 minuto.

5. Agregue rodajas de colinabo, sal, pimienta y cocine hasta que estén dorados por ambos lados.

6. Agregue el perejil, mezcle para cubrir, transfiera a platos y sirva caliente.

¡Disfrutar!

Nutrición: calorías 87, grasa 2.4, fibra 3, carbohidratos 5, proteína 4

Deliciosas patatas fritas de nabo

¡Puedes hacer estas papas fritas muy rápido y tienen un sabor increíble!

Tiempo de preparación: 10 minutos.

Tiempo de cocción: 25 minutos.

Porciones: 4

Ingredientes:

- 2 libras de nabos, pelados y cortados en palitos
- Sal al gusto
- ¼ taza de aceite de oliva

Para la mezcla de condimentos:

- 2 cucharadas de chile en polvo
- 1 cucharadita de ajo en polvo
- ½ cucharadita de orégano seco
- 1 y ½ cucharadita de cebolla en polvo
- 1 y ½ cucharada de comino, molido

Direcciones:

1. En un bol, mezcle el chile en polvo con la cebolla y el ajo uno, el comino y el orégano y revuelva bien.

2. Agregue palitos de chirivía, frótelos bien y extiéndalos en una bandeja para hornear forrada.

3. Sazone con sal, rocíe el aceite, revuelva para cubrir bien y hornee en el horno a 350 grados F durante 25 minutos.

4. Deja que las chirivías se enfríen un poco antes de servirlas como guarnición cetogénica.

¡Disfrutar!

Nutrición: calorías 140, grasa 2, fibra 1, carbohidratos 1, proteína 6

Increíble guarnición irlandesa

¡Esto es tan asombroso y fresco!

Tiempo de preparación: 10 minutos.

Tiempo de cocción: 15 minutos.

Porciones: 6

Ingredientes:

- 1 taza de hojas de espinaca
- 3 tazas de floretes de coliflor
- ¼ taza de crema
- 4 cucharadas de ghee
- Sal y pimienta negra al gusto
- ½ taza de crema agria
- 1 aguacate, sin hueso y pelado

Direcciones:

1. En un bol resistente al calor, mezcla las espinacas con los floretes de coliflor, introduce en tu microondas y cocina por 15 minutos.
2. Triture el aguacate con un tenedor y agréguelo a la mezcla de espinacas.

3. También agregue sal, pimienta, crema, ghee y crema agria y mezcle con una licuadora de inmersión.
4. Transfiera a platos y sirva con un bistec.

¡Disfrutar!

Nutrición: calorías 190, grasa 16, fibra 7, carbohidratos 3, proteína 5

Calabacines dos veces al horno

¡Sirve esto con un plato de cordero y disfruta!

Tiempo de preparación: 10 minutos.

Tiempo de cocción: 30 minutos.

Porciones: 4

Ingredientes:

- 2 calabacines, cortados en mitades y cada mitad por la mitad a lo largo
- ¼ taza de cebolla amarilla picada
- ½ taza de queso cheddar, rallado
- 4 tiras de tocino, cocidas y desmenuzadas
- ¼ taza de crema agria
- 2 onzas de queso crema, suave
- 1 cucharada de chile jalapeño picado
- Sal y pimienta negra al gusto
- 2 cucharadas de ghee

Direcciones:

1. Saque el interior del calabacín, coloque la carne en un tazón y coloque las tazas de calabacín en una fuente para hornear.

28

2. Agregue la cebolla, el queso cheddar, el tocino desmenuzado, el jalapeño, la sal, la pimienta, la crema agria, el queso crema y el ghee al tazón.

3. Batir muy bien, llenar los cuartos de calabacín con esta mezcla, introducir en el horno a 350 grados F y hornear por 30 minutos.

4. Repartir los calabacines entre platos y servir con unas chuletas de cordero a un lado.

¡Disfrutar!

Nutrición: calorías 260, grasa 22, fibra 4, carbohidratos 3, proteína 10

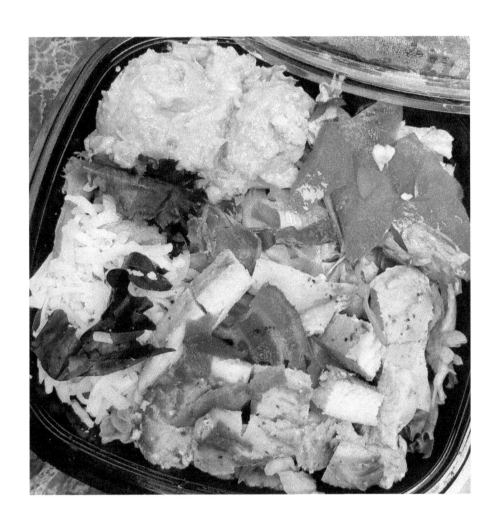

Salsa deliciosa

¡Esta salsa lateral cetogénica está fuera de este mundo!

Tiempo de preparaclón: 10 minutos.

Tiempo de cocción: 10 minutos.

Porciones: 4

Ingredientes:

- 4 onzas de salchichas picadas
- Sal y pimienta negra al gusto
- 1 taza de crema espesa
- 2 cucharadas de ghee
- ½ cucharadita de goma guar

Direcciones:

1. Calienta una sartén a fuego medio, agrega los trozos de salchicha, revuelve, cocina por 4 minutos y transfiere a un plato.
2. Regrese la sartén a fuego medio, agregue ghee y derrita.
3. Agrega la nata, la sal, la pimienta y la goma guar, revuelve y cocina hasta que comience a espesar.

4. Regrese la salchicha a la sartén, revuelva bien, retire el fuego y rocíe sobre un sabroso bistec ceto.

¡Disfrutar!

Nutrición: calorías 345, grasa 34, fibra 0, carbohidratos 2, proteína 4

Pilaf de champiñones y cáñamo

¡Es una guarnición muy interesante y deliciosa!

Tiempo de preparación: 10 minutos.

Tiempo de cocción: 20 minutos.

Porciones: 4

Ingredientes:

- 2 cucharadas de ghee
- ¼ taza de almendras en rodajas
- 3 champiñones, picados
- 1 taza de semillas de cáñamo
- Sal y pimienta negra al gusto
- ½ cucharadita de ajo en polvo
- ½ taza de caldo de pollo
- ¼ de cucharadita de perejil seco

Direcciones:

1. Calienta una sartén con el ghee a fuego medio, agrega las almendras y los champiñones, revuelve y cocina por 4 minutos.
2. Agregue las semillas de cáñamo y revuelva.

3. Agregue sal, pimienta, perejil, ajo en polvo y caldo, revuelva, reduzca el fuego, tape la sartén y cocine a fuego lento hasta que se absorba el caldo.

4. Dividir entre platos y servir como guarnición.

¡Disfrutar!

Nutrición: calorías 324, grasa 24, fibra 15, carbohidratos 2, proteína 15

Ensalada Asiática

¡Tiene un sabor delicioso y sorprendente! ¡Va perfecto con unos camarones cetogénicos!

Tiempo de preparación: 30 minutos.

Tiempo de cocción: 10 minutos.

Porciones: 4

Ingredientes:

- 1 pepino grande, en rodajas finas
- 1 cebolleta picada
- 2 cucharadas de aceite de coco
- 1 paquete de fideos asiáticos
- 1 cucharada de vinagre balsámico
- 1 cucharada de aceite de sésamo
- ¼ de cucharadita de hojuelas de pimiento rojo
- Sal y pimienta negra al gusto
- 1 cucharadita de ajonjolí

Direcciones:

1. Cocine los fideos según las instrucciones del paquete, escurra y enjuague bien.

2. Calienta una sartén con el aceite de coco a fuego medio alto, agrega los fideos, tapa la sartén y fríelos por 5 minutos hasta que estén lo suficientemente crujientes.
3. Páselos a toallas de papel y escurra la grasa.
4. En un tazón, mezcle rodajas de pepino con cebolleta, hojuelas de pimiento, vinagre, aceite de sésamo, semillas de sésamo, sal, pimienta y fideos.
5. Mezcle para cubrir bien, guarde en el refrigerador por 30 minutos y sirva como acompañamiento para unos camarones a la parrilla.

¡Disfrutar!

Nutrición: calorías 400, grasa 34, fibra 2, carbohidratos 4, proteína 2

Plato de verduras mixtas

¡Sirve con un sabroso bistec ceto!

Tiempo dc preparación: 10 minutos.

Tiempo de cocción: 10 minutos.

Porciones: 4

Ingredientes:

- 14 onzas de champiñones, en rodajas
- 3 onzas de floretes de brócoli
- 3.5 onzas de guisantes dulces
- 6 cucharadas de aceite de oliva
- Sal y pimienta negra al gusto
- 3 onzas de pimiento morrón, cortado en tiras
- 3 onzas de espinaca, cortada
- 2 cucharadas de ajo picado
- 2 cucharadas de semillas de calabaza
- Una pizca de hojuelas de pimiento rojo

Direcciones:

1. Calienta una sartén con el aceite a fuego medio alto, agrega el ajo, revuelve y cocina por 1 minuto.

2. Agregue los champiñones, revuelva y cocine por 3 minutos más.
3. Agrega el brócoli y revuelve todo.
4. Agregue los guisantes y los pimientos y revuelva nuevamente.
5. Agregue sal, pimienta, semillas de calabaza y hojuelas de pimienta, revuelva y cocine por unos minutos.
6. Agregue las espinacas, revuelva suavemente, cocine por un par de minutos, divida entre platos y sirva como guarnición.

¡Disfrutar!

Nutrición: calorías 247, grasa 23, fibra 4, carbohidratos 3, proteína 7

Increíble polenta de coliflor

¡Esto debería ser muy interesante! ¡Aprendamos a prepararlo!

Tiempo de preparación: 10 minutos.

Tiempo de cocción: 1 hora.

Porciones: 2

Ingredientes:

- 1 cabeza de coliflor, floretes separados y picados
- ¼ taza de avellanas
- 1 cucharada de aceite de oliva + 2 cucharaditas de aceite de oliva virgen extra
- 1 cebolla amarilla pequeña, picada
- 3 tazas de hongos shiitake picados
- 4 dientes de ajo
- 3 cucharadas de levadura nutricional
- ½ taza de agua
- Perejil picado para servir

Direcciones:

1. Extienda las avellanas en una bandeja para hornear forrada, introdúzcalas en el horno a 350 grados F y hornee por 10 minutos.

2. Sacar las avellanas del horno, dejarlas enfriar, picar y dejar de lado por ahora.

3. Extienda los floretes de coliflor en la bandeja para hornear, rocíe 1 cucharadita de aceite, introduzca en el horno a 400 grados F y hornee por 30 minutos.

4. En un tazón, mezcle el aceite con ½ cucharadita de aceite y revuelva para cubrir.

5. Ponga los dientes de ajo en un papel de aluminio, rocíe ½ cucharadita de aceite y envuelva.

6. Unta la cebolla junto a la coliflor, agrega también el ajo envuelto a la bandeja para hornear, introduce en el horno todo y hornea por 20 minutos.

7. Calentar una sartén con el resto del aceite a fuego medio alto, agregar los champiñones, remover y cocinar por 8 minutos.

8. Saque la coliflor del horno y transfiérala a su procesador de alimentos.

9. Desenvuelva el ajo, pele y agregue también al procesador de alimentos.

10. Agrega la cebolla, la levadura, la sal y la pimienta y licúa todo bien.

11. Divida la polenta en platos, cubra con champiñones, avellanas y perejil y sirva como acompañamiento.

¡Disfrutar!

Nutrición: calorías 342, grasa 21, fibra 12, carbohidratos 3, proteína 14

Guarnición increíble

¡Esto te sorprenderá totalmente!

Tiempo de preparación: 10 minutos.

Hora de cocinar: 4 horas y 20 minutos

Porciones: 8

Ingredientes:

- 2 tazas de harina de almendras
- 2 cucharadas de proteína de suero en polvo
- ¼ taza de harina de coco
- ½ cucharadita de ajo en polvo
- 2 cucharaditas de polvo de hornear
- 1 y ¼ tazas de queso cheddar, rallado
- 2 huevos
- ¼ de taza de ghee derretido
- ¾ taza de agua

Para el relleno:

- ½ taza de cebolla amarilla picada
- 2 cucharadas de ghee
- 1 pimiento rojo picado
- 1 chile jalapeño picado

- Sal y pimienta negra al gusto
- 12 onzas de salchicha picada
- 2 huevos
- ¾ taza de caldo de pollo
- ¼ de taza de crema batida

Direcciones:

1. En un tazón, mezcle la harina de coco con la proteína de suero, la harina de almendras, el ajo en polvo, la levadura en polvo y 1 taza de queso cheddar y revuelva todo.

2. Agregue agua, 2 huevos y ¼ de taza de ghee y revuelva bien.

3. Transfiera esto a un molde para hornear engrasado, espolvoree el resto del queso cheddar, introduzca en el horno a 325 grados F y hornee por 30 minutos.

4. Deje que el pan se enfríe durante 15 minutos y córtelo en cubitos.

5. Extienda los cubos de pan en una bandeja para hornear forrada, introdúzcalos en el horno a 200 grados F y hornee por 3 horas.

6. Saca los cubitos de pan del horno y déjalos a un lado por ahora.

7. Calienta una sartén con 2 cucharadas de ghee a fuego medio, agrega la cebolla, revuelve y cocina por 4 minutos.

8. Agregue el jalapeño y el pimiento rojo, revuelva y cocine por 5 minutos.

9. Agrega sal y pimienta, revuelve y transfiere todo a un bol.

10. Calienta la misma sartén a fuego medio, agrega la salchicha, revuelve y cocina por 10 minutos.
11. Transfiera al bol con las verduras, agregue también caldo, pan y revuelva todo.
12. En un recipiente aparte, bata 2 huevos con un poco de sal, pimienta y crema para montar.
13. Agregue esto a la salchicha y la mezcla de pan, revuelva, transfiera a un molde para hornear engrasado, introduzca en el horno a 325 grados F y hornee por 30 minutos.
14. Sirva caliente como acompañamiento.

¡Disfrutar!

Nutrición: calorías 340, grasa 4, fibra 6, carbohidratos 3.4, proteína 7

Hongos Especiales

¡Es tan delicioso! ¡Tienes que probarlo para ver!

Tiempo de preparación: 10 minutos.

Tiempo de cocción: 30 minutos.

Porciones: 4

Ingredientes:

- 4 cucharadas de ghee
- 16 onzas de champiñones baby
- Sal y pimienta negra al gusto
- 3 cucharadas de cebolla seca
- 3 cucharadas de hojuelas de perejil
- 1 cucharadita de ajo en polvo

Direcciones:

1. En un bol, mezcle las hojuelas de perejil con la cebolla, la sal, la pimienta y el ajo en polvo y revuelva.
2. En otro tazón, mezcle los champiñones con ghee derretido y revuelva para cubrir.
3. Agregue la mezcla de condimentos, mezcle bien, extienda en una bandeja para hornear forrada,

introduzca en el horno a 300 grados F y hornee por 30 minutos.

4. Sirva como guarnición para un sabroso asado ceto.

¡Disfrutar!

Nutrición: calorías 152, grasa 12, fibra 5, carbohidratos 6, proteína 4

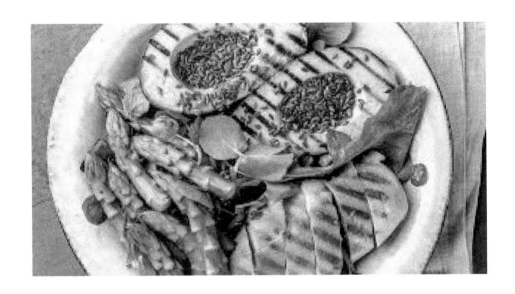

Judías Verdes Y Vinagreta Sabrosa

¡Encontrarás esta guarnición cetogénica realmente increíble!

Tiempo de preparación: 10 minutos.

Tiempo de cocción: 12 minutos.

Porciones: 8

Ingredientes:

- 2 onzas de chorizo picado
- 1 diente de ajo picado
- 1 cucharadita de jugo de limón
- 2 cucharaditas de pimentón ahumado
- ½ taza de vinagre de coco
- 4 cucharadas de aceite de nuez de macadamia
- ¼ de cucharadita de cilantro molido
- Sal y pimienta negra al gusto
- 2 cucharadas de aceite de coco
- 2 cucharadas de caldo de res
- 2 libras de judías verdes

Direcciones:

1. En una licuadora, mezcle el chorizo con sal, pimienta, vinagre, ajo, jugo de limón, pimentón y cilantro y presione bien.
2. Agrega el caldo y el aceite de nuez de macadamia y vuelve a licuar.
3. Calienta una sartén con el aceite de coco a fuego medio, agrega las judías verdes y la mezcla de chorizo, revuelve y cocina por 10 minutos.
4. Dividir en platos y servir.

¡Disfrutar!

Nutrición: calorías 160, grasa 12, fibra 4, carbohidratos 6, proteína 4

Guarnición de berenjena estofada

¡Prueba esta guarnición keto vietnamita!

Tiempo de preparación: 10 minutos.

Tiempo de cocción: 15 minutos.

Porciones: 4

Ingredientes:

- 1 berenjena asiática grande, cortada en trozos medianos
- 1 cebolla amarilla, finamente rebanada
- 2 cucharadas de aceite vegetal
- 2 cucharaditas de ajo picado
- ½ taza de salsa vietnamita
- ½ taza de agua
- 2 cucharaditas de pasta de chile
- ¼ taza de leche de coco
- 4 cebollas verdes picadas

Para la salsa vietnamita:

- 1 cucharadita de azúcar de palma
- ½ taza de caldo de pollo
- 2 cucharadas de salsa de pescado

Direcciones:

1. Pon el caldo en una sartén y calienta a fuego medio.
2. Agrega el azúcar y la salsa de pescado, revuelve bien y deja a un lado por ahora.
3. Calienta una sartén a fuego medio alto, agrega los trozos de berenjena, dóralos por 2 minutos y transfiere a un plato.
4. Calienta nuevamente la sartén con el aceite a fuego medio alto, agrega la cebolla amarilla y el ajo, revuelve y cocina por 2 minutos.
5. Regrese los trozos de berenjena y cocine por 2 minutos.
6. Agrega el agua, la salsa vietnamita que preparaste anteriormente, la pasta de chile y la leche de coco, revuelve y cocina por 5 minutos.
7. Agregue las cebolletas, revuelva, cocine por 1 minuto más, transfiera a platos y sirva como guarnición.

¡Disfrutar!

Nutrición: calorías 142, grasa 7, fibra 4, carbohidratos 5, proteína 3

Soufflés de queso cheddar

Si sigue una dieta cetogénica, ¡debe probar esta guarnición! ¡Sirve con un bistec a un lado!

Tiempo de preparación: 10 minutos.

Tiempo de cocción: 25 minutos.

Porciones: 8

Ingredientes:

- ¾ taza de crema espesa
- 2 tazas de queso cheddar, rallado
- 6 huevos
- Sal y pimienta negra al gusto
- ¼ de cucharadita de crémor tártaro
- Una pizca de pimienta de cayena
- ½ cucharadita de goma xantana
- 1 cucharadita de mostaza en polvo
- ¼ taza de cebollino, picado
- ½ taza de harina de almendras
- Spray para cocinar

Direcciones:

1. En un bol, mezclar la harina de almendras con sal, pimienta, mostaza, goma xantana y pimienta de cayena y batir bien.
2. Agrega el queso, la nata, el cebollino, los huevos y el cremor tártaro y vuelve a batir bien.
3. Engrase 8 moldes con aceite en aerosol, vierta el queso cheddar y la mezcla de cebollino, introduzca en el horno a 350 grados F y hornee por 25 minutos.
4. Sirva sus soufflés con un sabroso bistec ceto.

¡Disfrutar!

Nutrición: calorías 288, grasa 23, fibra 1, carbohidratos 3.3, proteína 14

Sabrosa ensalada de coliflor

¡Esto es mucho mejor de lo que podrías imaginar!

Tiempo de preparación: 10 minutos.

Tiempo de cocción: 5 minutos.

Porciones: 10

Ingredientes:

- 21 onzas de coliflor, floretes separados
- Sal y pimienta negra al gusto
- 1 taza de cebolla morada picada
- 1 taza de apio picado
- 2 cucharadas de vinagre de sidra
- 1 cucharadita de splenda
- 4 huevos duros, pelados y picados
- 1 taza de mayonesa
- 1 cucharada de agua

Direcciones:

1. Ponga los floretes de coliflor en un recipiente resistente al calor, agregue el agua, tape y cocine en su microondas durante 5 minutos.

2. Dejar reposar por otros 5 minutos y transferir a una ensaladera.
3. Agregue el apio, los huevos y las cebollas y revuelva suavemente.
4. En un bol, mezcle la mayonesa con sal, pimienta, splenda y vinagre y bata bien.
5. Agregue esto a la ensalada, mezcle para cubrir bien y sirva de inmediato con una ensalada.

¡Disfrutar!

Nutrición: calorías 211, grasa 20, fibra 2, carbohidratos 3, proteína 4

arroz increíble

¡No se preocupe! ¡No está hecho con arroz real!

Tiempo de preparación: 10 minutos.

Tiempo de cocción: 30 minutos.

Porciones: 4

Ingredientes:

- 1 cabeza de coliflor, floretes separados
- Sal y pimienta negra al gusto
- 10 onzas de leche de coco
- ½ taza de agua
- 2 rodajas de jengibre
- 2 cucharadas de coco rallado tostado

Direcciones:

1. Pon coliflor en tu procesador de alimentos y licúa.
2. Transfiera el arroz de coliflor a un paño de cocina, presione bien y deje a un lado.
3. Calentar una olla con la leche de coco a fuego medio.
4. Agregue el agua y el jengibre, revuelva y cocine a fuego lento.
5. Agregue la coliflor, revuelva y cocine por 30 minutos.

6. Deseche el jengibre, agregue sal, pimienta y ralladuras de coco, revuelva suavemente, divida entre platos y sirva como acompañamiento para un plato a base de pollo.

¡Disfrutar!

Nutrición: calorías 108, grasa 3, fibra 6, carbohidratos 5, proteína 9

Recetas de aperitivos cetogénicos

Huevos Marinados Deliciosos

¡Es un hecho! ¡Son deliciosos!

Tiempo de preparación: 2 horas y 10 minutos

Tiempo de cocción: 7 minutos.

Porciones: 4

Ingredientes:

- 6 huevos
- 1 y ¼ tazas de agua
- ¼ de taza de vinagre de arroz sin azúcar
- 2 cucharadas de aminoácidos de coco
- Sal y pimienta negra al gusto
- 2 dientes de ajo picados
- 1 cucharadita de stevia
- 4 onzas de queso crema
- 1 cucharada de cebollino picado

Direcciones:

1. Poner los huevos en una olla, agregar agua hasta cubrir, llevar a ebullición a fuego medio, tapar y cocinar por 7 minutos.
2. Enjuague los huevos con agua fría y déjelos a un lado para que se enfríen.

3. En un bol, mezcle 1 taza de agua con aminoácidos de coco, vinagre, stevia y ajo y bata bien.

4. Ponga los huevos en esta mezcla, cúbralos con un paño de cocina y déjelos a un lado durante 2 horas rotando de vez en cuando.

5. Pelar los huevos, cortarlos en mitades y poner las yemas en un bol.

6. Agregue ¼ de taza de agua, queso crema, sal, pimienta y cebollino y revuelva bien.

7. Rellena las claras de huevo con esta mezcla y sírvelas.

¡Disfrutar!

Nutrición: calorías 210, grasa 3, fibra 1, carbohidratos 3, proteína 12

Dip de Salchicha y Queso

¡Esta es una gran idea como aperitivo o merienda!

Tiempo de preparación: 10 minutos.

Hora de cocinar: 2 horas y 10 minutos

Porciones: 28

Ingredientes:

- 8 onzas de queso crema
- Una pizca de sal y pimienta negra.
- 16 onzas de crema agria
- 8 onzas de queso pepper jack, picado
- 15 onzas de tomates enlatados mezclados con habaneros
- 1 libra de salchicha italiana, molida
- ¼ taza de cebollas verdes picadas

Direcciones:

1. Calienta una sartén a fuego medio, agrega la salchicha, revuelve y cocina hasta que se dore.
2. Agregue la mezcla de tomates, revuelva y cocine por 4 minutos más.

3. Agregue una pizca de sal, pimienta y las cebolletas, revuelva y cocine por 4 minutos.

4. Unte queso pepper jack en el fondo de su olla de cocción lenta.

5. Agregue el queso crema, la mezcla para salchichas y la crema agria, cubra y cocine a temperatura alta durante 2 horas.

6. Destape la olla de cocción lenta, revuelva la salsa, transfiera a un tazón y sirva.

¡Disfrutar!

Nutrición: calorías 144, grasa 12, fibra 1, carbohidratos 3, proteína 6

Dip sabroso de cebolla y coliflor

¡Es una combinación realmente asombrosa! ¡Intentalo!

Tiempo de preparación: 2 horas 10 minutos

Tiempo de cocción: 30 minutos.

Porciones: 24

Ingredientes:

- 1 y ½ tazas de caldo de pollo
- 1 cabeza de coliflor, floretes separados
- ¼ de taza de mayonesa
- ½ taza de cebolla amarilla picada
- ¾ taza de queso crema
- ½ cucharadita de chile en polvo
- ½ cucharadita de comino molido
- ½ cucharadita de ajo en polvo
- Sal y pimienta negra al gusto

Direcciones:

1. Pon el caldo en una olla, agrega la coliflor y la cebolla, calienta a fuego medio y cocina por 30 minutos.
2. Agregue el chile en polvo, la sal, la pimienta, el comino y el ajo en polvo y revuelva.

64

3. Agrega también el queso crema y revuelve un poco hasta que se derrita.
4. Licue con una licuadora de inmersión y mezcle con la mayonesa.
5. Transfiera a un bol y manténgalo en el refrigerador por 2 horas antes de servirlo.

¡Disfrutar!

Nutrición: calorías 60, grasa 4, fibra 1, carbohidratos 1, proteína 1

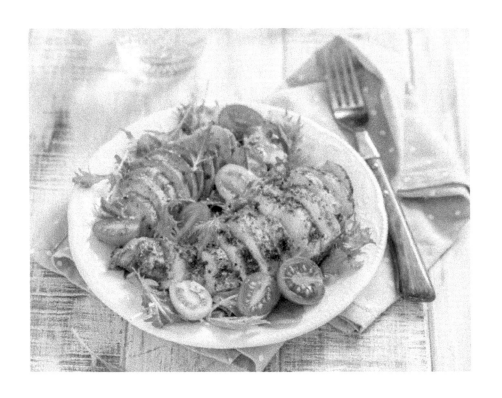

Deliciosas galletas de pesto

¡Es uno de los bocadillos cetogénicos más sabrosos de todos los tiempos!

Tiempo de preparación: 10 minutos.

Tiempo de cocción: 17 minutos.

Porciones: 6

Ingredientes:

- ½ cucharadita de levadura en polvo
- Sal y pimienta negra al gusto
- 1 y ¼ tazas de harina de almendras
- ¼ de cucharadita de albahaca seca
- 1 diente de ajo picado
- 2 cucharadas de pesto de albahaca
- Una pizca de pimienta de cayena
- 3 cucharadas de ghee

Direcciones:

1. En un bol, mezcle sal, pimienta, levadura y harina de almendras.
2. Agregue el ajo, la pimienta de cayena y la albahaca y revuelva.

3. Agrega el pesto y bate.

4. También agregue ghee y mezcle su masa con su dedo.

5. Extienda esta masa en una bandeja para hornear forrada, introdúzcala en el horno a 325 grados F y hornee por 17 minutos.

6. Deja enfriar, corta tus galletas y sírvelas como botana.

¡Disfrutar!

Nutrición: calorías 200, grasa 20, fibra 1, carbohidratos 4, proteína 7

Muffins de calabaza

¡Incluso puedes llevarte este bocadillo a la oficina!

Tiempo de preparación: 10 minutos.

Tiempo de cocción: 15 minutos.

Porciones: 18

Ingredientes:

- ¼ taza de mantequilla de semillas de girasol
- ¾ taza de puré de calabaza
- 2 cucharadas de harina de linaza
- ¼ taza de harina de coco
- ½ taza de eritritol
- ½ cucharadita de nuez moscada molida
- 1 cucharadita de canela molida
- ½ cucharadita de bicarbonato de sodio
- 1 huevo
- ½ cucharadita de levadura en polvo
- Una pizca de sal

Direcciones:

1. En un bol, mezcle la mantequilla con el puré de calabaza y el huevo y mezcle bien.

2. Agregue harina de linaza, harina de coco, eritritol, bicarbonato de sodio, polvo de hornear, nuez moscada, canela y una pizca de sal y revuelva bien.

3. Vierta esto en un molde para muffins engrasado, introduzca en el horno a 350 grados F y hornee por 15 minutos.

4. Deje enfriar los muffins y sírvalos como bocadillo.

¡Disfrutar!

Nutrición: calorías 50, grasa 3, fibra 1, carbohidratos 2, proteína 2

Bombas deliciosas

¡Este bocadillo es fácil de hacer! ¡Intentalo!

Tiempo de preparación: 10 minutos.

Tiempo de cocción: 0 minutos.

Porciones: 6

Ingredientes:

- 8 aceitunas negras, sin hueso y picadas
- Sal y pimienta negra al gusto
- 2 cucharadas de pesto de tomate secado al sol
- 14 rodajas de pepperoni, picadas
- 4 onzas de queso crema
- 1 cucharada de albahaca picada

Direcciones:

1. En un tazón, mezcle el queso crema con sal, pimienta, pepperoni, albahaca, pesto de tomate seco y aceitunas negras y revuelva bien.
2. Forme bolitas con esta mezcla, disponga en una fuente y sirva.

¡Disfrutar!

Nutrición: calorías 110, grasa 10, fibra 0, carbohidratos 1.4, proteína 3

Chips de tortilla especiales

¡Es una receta cetogénica excepcional!

Tiempo de preparación: 10 minutos.

Tiempo de cocción: 14 minutos.

Porciones: 6

Ingredientes:

Para las tortillas:

- 2 cucharaditas de aceite de oliva
- 1 taza de harina de semillas de lino
- 2 cucharadas de polvo de cáscara de psyllium
- ¼ de cucharadita de goma xantana
- 1 taza de agua
- ½ cucharadita de curry en polvo
- 3 cucharaditas de harina de coco

Para las patatas fritas:

- 6 tortillas de linaza
- Sal y pimienta negra al gusto
- 3 cucharadas de aceite vegetal
- Salsa fresca para servir
- Crema agria para servir

Direcciones:

1. En un bol, mezcla la harina de linaza con psyllium en polvo, aceite de oliva, goma xantana, agua y curry en polvo y mezcla hasta obtener una masa elástica.

2. Extienda la harina de coco sobre una superficie de trabajo.

3. Divida la masa en 6 piezas, coloque cada pieza sobre la superficie de trabajo y enrolle en círculo y corte cada una en 6 piezas.

4. Caliente una sartén con el aceite vegetal a fuego medio alto, agregue los totopos, cocine por 2 minutos por cada lado y transfiera a toallas de papel.

5. Ponga los chips de tortilla en un bol, sazone con sal y pimienta y sirva con un poco de salsa fresca y crema agria a un lado.

¡Disfrutar!

Nutrición: calorías 30, grasa 3, fibra 1.2, carbohidratos 0.5, proteína 1

Increíbles bolas de jalapeño

¡Son fáciles de hacer, pero tienen mucho sabor y son deliciosos!

Tiempo de preparación: 10 minutos.

Tiempo de cocción: 10 minutos.

Porciones: 3

Ingredientes:

- 3 lonchas de tocino
- 3 onzas de queso crema
- ¼ de cucharadita de cebolla en polvo
- Sal y pimienta negra al gusto
- 1 chile jalapeño picado
- ½ cucharadita de perejil seco
- ¼ de cucharadita de ajo en polvo

Direcciones:

1. Calentar una sartén a fuego medio alto, agregar el tocino, cocinar hasta que esté crujiente, transferir a toallas de papel, escurrir la grasa y desmenuzar.
2. Reserva la grasa de tocino de la sartén.

3. En un bol, mezcle el queso crema con el chile jalapeño, la cebolla y el ajo en polvo, el perejil, la sal y la pimienta y revuelva bien.

4. Agregue la grasa de tocino y el tocino desmenuzado, revuelva suavemente, forme bolas de esta mezcla y sirva.

¡Disfrutar!

Nutrición: calorías 200, grasa 18, fibra 1, carbohidratos 2, proteína 5

Muffins de hamburguesa con queso

¡Este es un gran aperitivo ceto para una noche deportiva!

Tiempo de preparación: 10 minutos.

Tiempo de cocción: 30 minutos.

Porciones: 9

Ingredientes:

- ½ taza de harina de linaza
- ½ taza de harina de almendras
- Sal y pimienta negra al gusto
- 2 huevos
- 1 cucharadita de levadura en polvo
- ¼ de taza de crema agria

Para el llenado:

- ½ cucharadita de cebolla en polvo
- 16 onzas de carne de res, molida
- Sal y pimienta negra al gusto
- 2 cucharadas de pasta de tomate
- ½ cucharadita de ajo en polvo
- ½ taza de queso cheddar rallado
- 2 cucharadas de mostaza

Direcciones:

1. En un bol, mezcle la harina de almendras con la harina de linaza, sal, pimienta y levadura en polvo y bata.

2. Agregue los huevos y la crema agria y revuelva muy bien.

3. Divida esto en un molde para muffins engrasado y presione bien con los dedos.

4. Caliente una sartén a fuego medio alto, agregue la carne, revuelva y dore por unos minutos.

5. Agregue sal, pimienta, cebolla en polvo, ajo en polvo y pasta de tomate y revuelva bien.

6. Cocine por 5 minutos más y retire del fuego.

7. Rellena las cortezas de cupcakes con esta mezcla, introduce en el horno a 350 grados F y hornea por 15 minutos.

8. Unta el queso por encima, vuelve a introducir en el horno y hornea los muffins por 5 minutos más.

9. Sirve con mostaza y tus ingredientes favoritos encima.

¡Disfrutar!

Nutrición: calorías 245, grasa 16, fibra 6, carbohidratos 2, proteína 14

Dip de pizza sabrosa

¡Te encantará este gran chapuzón!

Tiempo de preparación: 10 minutos.

Tiempo de cocción: 20 minutos.

Porciones: 4

Ingredientes:

- 4 onzas de queso crema, suave
- ½ taza de queso mozzarella
- ¼ taza de crema agria
- Sal y pimienta negra al gusto
- 1/2 taza de salsa de tomate
- ¼ de taza de mayonesa
- ¼ taza de queso parmesano rallado
- 1 cucharada de pimiento morrón verde picado
- 6 rodajas de pepperoni, picadas
- ½ cucharadita de condimento italiano
- 4 aceitunas negras, sin hueso y picadas

Direcciones:

1. En un tazón, mezcle el queso crema con mozzarella, crema agria, mayonesa, sal y pimienta y revuelva bien.

2. Extienda esto en 4 moldes, agregue una capa de salsa de tomate, luego una capa de queso parmesano, cubra con pimiento, pepperoni, condimento italiano y aceitunas negras.

3. Introducir en el horno a 350 grados F y hornear durante 20 minutos.

4. Sirva caliente.

¡Disfrutar!

Nutrición: calorías 400, grasa 34, fibra 4, carbohidratos 4, proteína 15

Increíble bocadillo de muffins keto

¡Todos aprecian un gran regalo! ¡Prueba este pronto!

Tiempo de preparación: 10 minutos.

Tiempo de cocción: 15 minutos.

Porciones: 20

Ingredientes:

- ½ taza de harina de linaza
- ½ taza de harina de almendras
- 3 cucharadas de viraje
- 1 cucharada de psyllium en polvo
- Una pizca de sal
- Spray para cocinar
- ¼ de cucharadita de levadura en polvo
- 1 huevo
- ¼ taza de leche de coco
- 1/3 taza de crema agria
- 3 salchichas, cortados en 20 trozos

Direcciones:

1. En un tazón, mezcle la harina de linaza con harina, polvo de psyllium, viraje, sal y polvo de hornear y revuelva.
2. Agrega el huevo, la crema agria y la leche de coco y bate bien.
3. Engrase una bandeja para muffins con aceite de cocina, divida la masa que acaba de hacer, pegue un trozo de hot dog en el medio de cada muffin, introdúzcalo en el horno a 350 grados F y hornee por 12 minutos.
4. Ase a la parrilla precalentada durante 3 minutos más, divida en una fuente y sirva.

¡Disfrutar!

Nutrición: calorías 80, grasa 6, fibra 1, carbohidratos 1, proteína 3

Increíble snack de queso frito

¡Es un bocadillo ceto crujiente y sabroso!

Tiempo de preparación: 10 minutos.

Tiempo de cocción: 10 minutos.

Porciones: 6

Ingredientes:

- 2 onzas de aceitunas, sin hueso y picadas
- 5 onzas de queso blanco, cortado en cubos y congelar por un par de minutos
- Una pizca de hojuelas de pimiento rojo
- 1 y ½ cucharada de aceite de oliva

Direcciones:

1. Calienta una sartén con el aceite a fuego medio alto, agrega los cubitos de queso y cocina hasta que el fondo se derrita un poco.
2. Voltee los cubos con una espátula y espolvoree aceitunas negras encima.
3. Dejar cocer los dados un poco más, voltear y espolvorear las hojuelas de pimiento rojo y cocinar hasta que estén crujientes.

4. Voltee, cocine por el otro lado hasta que esté crujiente también, transfiéralo a una tabla de cortar, córtelo en bloques pequeños y luego sirva como bocadillo.

¡Disfrutar!

Nutrición: calorías 500, grasa 43, fibra 4, carbohidratos 2, proteína 30

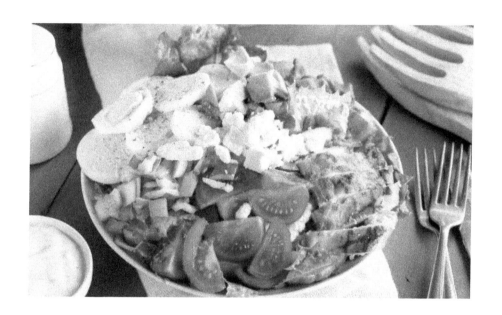

Barras de arce y nuez

¡Este es un bocadillo cetogénico muy saludable para que lo pruebes pronto!

Tiempo de preparación: 10 minutos.

Tiempo de cocción: 25 minutos.

Porciones: 12

Ingredientes:

- ½ taza de harina de linaza
- 2 tazas de nueces, tostadas y trituradas
- 1 taza de harina de almendras
- ½ taza de aceite de coco
- ¼ de cucharadita de stevia
- ½ taza de coco, rallado
- ¼ de taza de "jarabe de arce"

Para el jarabe de arce:

- ¼ taza de eritritol
- 2 y ¼ de cucharadita de aceite de coco
- 1 cucharada de ghee
- ¼ de cucharadita de goma xantana
- ¾ taza de agua

- 2 cucharaditas de extracto de arce
- ½ cucharadita de extracto de vainilla

Direcciones:

1. En un recipiente resistente al calor, mezcle el ghee con 2 y ¼ de cucharadita de aceite de coco y goma xantana, revuelva, introduzca en el microondas y caliente durante 1 minuto.
2. Agrega eritritol, agua, extracto de arce y vainilla, revuelve bien y calienta en el microondas 1 minuto más.
3. En un tazón, mezcle la harina de linaza con harina de coco y almendras y revuelva.
4. Agregue las nueces y revuelva nuevamente.
5. Agregue ¼ de taza de "jarabe de arce", stevia y ½ taza de aceite de coco y revuelva bien.
6. Extienda esto en una fuente de horno, presione bien, introduzca en el horno a 350 grados F y hornee por 25 minutos.
7. Dejar enfriar, cortar en 12 barras y servir como snack keto.

¡Disfrutar!

Nutrición: calorías 300, grasa 30, fibra 12, carbohidratos 2, proteína 5

Increíble snack de semillas de chía

¡Prueba estas sabrosas galletas hoy!

Tiempo de preparación: 10 minutos.

Tiempo de cocción: 35 minutos.

Porciones: 36

Ingredientes:

- 1 y ¼ taza de agua helada
- ½ taza de semillas de chía, molidas
- 3 onzas de queso cheddar rallado
- ¼ de cucharadita de goma xantana
- 2 cucharadas de aceite de oliva
- 2 cucharadas de polvo de cáscara de psyllium
- ¼ de cucharadita de orégano seco
- ¼ de cucharadita de ajo en polvo
- ¼ de cucharadita de cebolla en polvo
- Sal y pimienta negra al gusto
- ¼ de cucharadita de pimentón dulce

Direcciones:

1. En un tazón, mezcle las semillas de chía con goma xantana, polvo de psyllium, orégano, ajo y cebolla en polvo, pimentón, sal y pimienta y revuelva.
2. Agregue aceite y revuelva bien.
3. Agrega agua helada y revuelve hasta obtener una masa firme.
4. Extienda esto en una bandeja para hornear, introduzca en el horno a 350 grados F y hornee por 35 minutos.
5. Dejar enfriar, cortar en 36 galletas y servir como snack ceto.

¡Disfrutar!

Nutrición: calorías 50, grasa 3, fibra 1, carbohidratos 0.1, proteína 2

Tartas de tomate simples

¡Estos son aperitivos cetogénicos simples pero muy sabrosos!

Tiempo de preparación: 10 minutos.

Hora de cocinar: 1 hora y 10 minutos

Porciones: 12

Ingredientes:

- ¼ taza de aceite de oliva
- 2 tomates, en rodajas
- Sal y pimienta negra al gusto

Para la base:

- 5 cucharadas de ghee
- 1 cucharada de cáscara de psyllium
- ½ taza de harina de almendras
- 2 cucharadas de harina de coco
- Una pizca de sal

Para el llenado:

- 2 cucharaditas de ajo picado
- 3 cucharaditas de tomillo picado
- 2 cucharadas de aceite de oliva
- 3 onzas de queso de cabra, desmenuzado

- 1 cebolla pequeña, en rodajas finas

Direcciones:

1. Extienda las rodajas de tomate en una bandeja para hornear forrada, sazone con sal y pimienta, rocíe ¼ de taza de accite de oliva, introduzca en el horno a 425 grados F y hornee por 40 minutos.

2. Mientras tanto, en tu robot de cocina mezcla harina de almendras con cáscara de psyllium, harina de coco, sal, pimienta y mantequilla fría y revuelve hasta obtener una masa.

3. Divide esta masa en moldes de silicona para cupcakes, presiona bien, introduce en el horno a 350 grados F y hornea por 20 minutos.

4. Saca los cupcakes del horno y déjalos a un lado.

5. También saca las rodajas de tomate del horno y enfríalas un poco.

6. Divida las rodajas de tomate encima de los cupcakes.

7. Calienta una sartén con 2 cucharadas de aceite de oliva a fuego medio alto, agrega la cebolla, revuelve y cocina por 4 minutos.

8. Agrega el ajo y el tomillo, revuelve, cocina 1 minuto más y retira del fuego.

9. Extienda esta mezcla sobre las rodajas de tomate.

10. Espolvorear queso de cabra, introducir nuevamente en el horno y cocinar a 350 grados F por 5 minutos más.

11. Disponer en una fuente y servir.

¡Disfrutar!

Nutrición: calorías 163, grasa 13, fibra 1, carbohidratos 3, proteína 3

Dip de aguacate

¡Esto no es un guacamole pero es igualmente delicioso!

Tiempo de preparación: 3 horas y 10 minutos

Tiempo de cocción: 10 minutos.

Porciones: 4

Ingredientes:

- ¼ de taza de eritritol en polvo
- 2 aguacates, sin hueso, pelados y cortados en rodajas
- ¼ de cucharadita de stevia
- ½ taza de cilantro picado
- Jugo y ralladura de 2 limas
- 1 taza de leche de coco

Direcciones:

1. Coloque las rodajas de aguacate en una bandeja para hornear forrada, exprima la mitad del jugo de lima sobre ellas y manténgalas en el congelador durante 3 horas.
2. Calentar la leche de coco en una sartén a fuego medio.
3. Agregue la ralladura de limón, revuelva y deje hervir.
4. Agrega eritritol en polvo, remueve, retira del fuego y deja enfriar un poco.

5. Transfiera el aguacate a su procesador de alimentos, agregue el resto del jugo de limón y el cilantro y presione bien.

6. Agregue la mezcla de leche de coco y stevia y mezcle bien.

7. Transfiera a un tazón y sirva de inmediato.

¡Disfrutar!

Nutrición: calorías 150, grasa 14, fibra 2, carbohidratos 4, proteína 2

Aperitivo Especial De Prosciutto Y Camarones

¡Tienes que amar esto! ¡Está rico!

Tiempo de preparación: 10 minutos.

Tiempo de cocción: 20 minutos.

Porciones: 16

Ingredientes:

- 2 cucharadas de aceite de oliva
- 10 onzas de camarones ya cocidos, pelados y desvenados
- 1 cucharada de menta picada
- 2 cucharadas de eritritol
- 1/3 taza de moras, molidas
- 11 prosciutto en rodajas
- 1/3 taza de vino tinto

Direcciones:

1. Envuelva cada camarón en rodajas de jamón, colóquelo en una bandeja para hornear forrada, rocíe el aceite de

oliva sobre ellos, introdúzcalo en el horno a 425 grados F y hornee por 15 minutos.

2. Calentar una sartén con moras molidas a fuego medio, agregar menta, vino y eritritol, remover, cocinar por 3 minutos y retirar del fuego.

3. Coloque los camarones en una fuente, rocíe con salsa de moras y sirva.

¡Disfrutar!

Nutrición: calorías 245, grasa 12, fibra 2, carbohidratos 1, proteína 14

Galletas De Brócoli Y Cheddar

¡Este bocadillo realmente te hará sentir lleno por un par de horas!

Tiempo de preparación: 10 minutos.

Tiempo de cocción: 25 minutos.

Porciones: 12

Ingredientes:

- 4 tazas de floretes de brócoli
- 1 y ½ taza de harina de almendras
- 1 cucharadita de pimentón
- Sal y pimienta negra al gusto
- 2 huevos
- ¼ taza de aceite de coco
- 2 tazas de queso cheddar rallado
- 1 cucharadita de ajo en polvo
- ½ cucharadita de vinagre de sidra de manzana
- ½ cucharadita de bicarbonato de sodio

Direcciones:

1. Coloque los floretes de brócoli en su procesador de alimentos, agregue un poco de sal y pimienta y mezcle bien.

2. En un tazón, mezcle la harina de almendras con sal, pimienta, pimentón, ajo en polvo y bicarbonato de sodio y revuelva.
3. Agrega queso cheddar, aceite de coco, huevos y vinagre y revuelve todo.
4. Agregue el brócoli y revuelva nuevamente.
5. Forme 12 hamburguesas, colóquelas en una bandeja para hornear, introdúzcalas en el horno a 375 grados F y hornee por 20 minutos.
6. Encienda el horno a la parrilla y ase las galletas durante 5 minutos más.
7. Disponer en una fuente y servir.

¡Disfrutar!

Nutrición: calorías 163, grasa 12, fibra 2, carbohidratos 2, proteína 7

Corndogs sabrosos

¡Son tan deliciosos y sencillos de hacer!

Tiempo de preparación: 10 minutos.

Tiempo de cocción: 10 minutos.

Porciones: 4

Ingredientes:

- 1 y ½ tazas de aceite de oliva
- 2 cucharadas de crema espesa
- 1 taza de harina de almendras
- 4 salchichas
- 1 cucharadita de levadura en polvo
- 1 cucharadita de condimento italiano
- 2 huevos
- ½ cucharadita de cúrcuma
- Sal y pimienta negra al gusto
- Una pizca de pimienta de cayena

Direcciones:

1. En un tazón, mezcle la harina de almendras con condimento italiano, polvo de hornear, cúrcuma, sal, pimienta y cayena y revuelva bien.

2. En otro tazón, mezcle los huevos con la crema espesa y bata bien.
3. Combine las 2 mezclas y revuelva bien.
4. Sumerja las salchichas en esta mezcla y colóquelas en un plato.
5. Caliente una sartén con el aceite a fuego medio alto, agregue las salchichas, cocine por 2 minutos por cada lado y transfiera a toallas de papel.
6. Escurrir la grasa, disponer en una fuente y servir.

¡Disfrutar!

Nutrición: calorías 345, grasa 33, fibra 4, carbohidratos 5, proteína 16

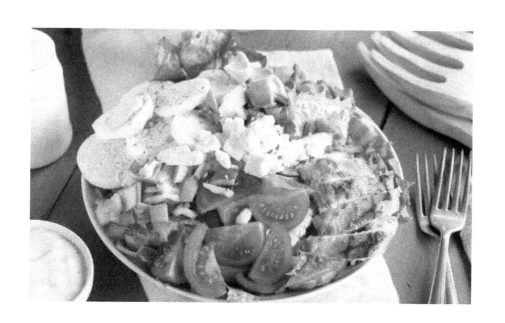

Nachos de pimienta sabrosos

¡Se ven maravillosos! ¡Son tan sabrosos y saludables!

Tiempo de preparación: 10 minutos.

Tiempo de cocción: 20 minutos.

Porciones: 6

Ingredientes:

- 500 g de pimientos morrones, cortados en mitades
- Sal y pimienta negra al gusto
- 1 cucharadita de ajo en polvo
- 1 cucharadita de pimentón dulce
- ½ cucharadita de orégano seco
- ¼ de cucharadita de hojuelas de pimiento rojo
- 1 libra de carne de res, molida
- 1 y ½ tazas de queso cheddar, rallado
- 1 cucharada de chile en polvo
- 1 cucharadita de comino, molido
- ½ taza de tomate picado
- Crema agria para servir

Direcciones:

1. En un tazón, mezcle el chile en polvo con pimentón, sal, pimienta, comino, orégano, hojuelas de pimienta y ajo en polvo y revuelva.
2. Calentar una sartén a fuego medio, agregar la carne, revolver y dorar por 10 minutos.
3. Agregue la mezcla de chile en polvo, revuelva y retire del fuego.
4. Coloque las mitades de pimiento en una bandeja para hornear forrada, rellénelas con la mezcla de carne, espolvoree queso, introdúzcalo en el horno a 400 grados F y hornee por 10 minutos.
5. Saque los pimientos del horno, espolvoree los tomates y divídalos en platos y sirva con crema agria encima.

¡Disfrutar!

Nutrición: calorías 350, grasa 22, fibra 3, carbohidratos 6, proteína 27

Barras de mantequilla de almendras

¡Este es un excelente bocadillo ceto para un día informal!

Tiempo de preparación: 2 horas y 10 minutos

Tiempo de cocción: 2 minutos.

Porciones: 12

Ingredientes:

- ¾ taza de coco, sin azúcar y rallado
- ¾ taza de mantequilla de almendras
- ¾ taza de stevia
- 1 taza de mantequilla de almendras
- 2 cucharadas de mantequilla de almendras
- 4.5 onzas de chocolate amargo, picado
- 2 cucharadas de aceite de coco

Direcciones:

1. En un bol, mezcle la harina de almendras con stevia y coco y revuelva bien.
2. Calentar una sartén a fuego medio-bajo, agregar 1 taza de mantequilla de almendras y el aceite de coco y batir bien.
3. Agregue esto a la harina de almendras y revuelva bien.

4. Transfiera esto a una fuente para hornear y presione bien.

5. Calentar otra sartén con el chocolate revolviendo con frecuencia.

6. Agrega el resto de la mantequilla de almendras y vuelve a batir bien.

7. Vierta esto sobre la mezcla de almendras y esparza uniformemente.

8. Introducir en la nevera durante 2 horas, cortar en 12 barras y servir como snack ceto.

¡Disfrutar!

Nutrición: calorías 140, grasa 2, fibra 1, carbohidratos 5, proteína 1

Delicioso bocadillo de calabacín

¡Prueba esto hoy!

Tiempo de preparación: 10 minutos.

Tiempo de cocción: 15 minutos.

Porciones: 4

Ingredientes:

- 1 taza de mozzarella rallada
- ¼ taza de salsa de tomate
- 1 calabacín en rodajas
- Sal y pimienta negra al gusto
- Una pizca de comino
- Spray para cocinar

Direcciones:

1. Rocíe una bandeja para cocinar con un poco de aceite y acomode las rodajas de calabacín.
2. Unte la salsa de tomate sobre las rodajas de calabacín, sazone con sal, pimienta y comino y espolvoree la mozzarella rallada.
3. Introducir en el horno a 350 grados F y hornear por 15 minutos.

106

4. Disponer en una fuente y servir.

¡Disfrutar!

Nutrición: calorías 140, grasa 4, fibra 2, carbohidratos 6, proteína 4

Chips de Zucchini

¡Disfruta de un excelente refrigerio con solo unas pocas calorías!

Tiempo de preparación: 10 minutos.

Tiempo de cocción: 3 horas.

Porciones: 8

Ingredientes:

- 3 calabacines, en rodajas muy finas
- Sal y pimienta negra al gusto
- 2 cucharadas de aceite de oliva
- 2 cucharadas de vinagre balsámico

Direcciones:

1. En un bol, mezcle el aceite con vinagre, sal y pimienta y bata bien.
2. Agregue las rodajas de calabacín, revuelva para cubrir bien y extienda en una bandeja para hornear forrada, introduzca en el horno a 200 grados F y hornee por 3 horas.
3. Deje que las patatas fritas se enfríen y sírvalas como aperitivo cetogénico.

¡Disfrutar!

Nutrición: calorías 40, grasa 3, fibra 7, carbohidratos 3, proteína 7

Conclusión

Este es realmente un libro de cocina que cambia la vida. Le muestra todo lo que necesita saber sobre la dieta cetogénica y lo ayuda a comenzar.

Ahora conoce algunas de las mejores y más populares recetas cetogénicas del mundo.

¡Tenemos algo para todos los gustos!

Entonces, ¡no lo dudes demasiado y comienza tu nueva vida como seguidor de la dieta cetogénica!

¡Ponga sus manos en esta colección especial de recetas y comience a cocinar de esta manera nueva, emocionante y saludable!

¡Diviértete mucho y disfruta de tu dieta cetogénica!

CPSIA information can be obtained
at www.ICGtesting.com
Printed in the USA
BVHW081700260221
601199BV00009B/903